AF456123

CONSIDÉRATIONS

SUR

L'INFLUENCE DE L'HYGIÈNE

DANS LA PATHOGÉNIE

ET DANS LE TRAITEMENT DES PLAIES

PAR

P. CHALVET

Docteur en médecine,
Ancien interne des hôpitaux de Paris, lauréat de l'Académie impériale de médecine,
Lauréat de la Faculté de médecine, membre de la Société anatomique.

PARIS

IMPRIMERIE DE L. MARTINET

RUE MIGNON, 2.

1863

CONSIDÉRATIONS

SUR

L'INFLUENCE DE L'HYGIÈNE

DANS LA PATHOGÉNIE

ET DANS LE TRAITEMENT DES PLAIES

Par la science, l'homme est le maître de la nature, par l'empirisme il se constitue l'esclave des forces naturelles.

LIEBIG, *Lettres sur la chimie*, t. Ier, p. 33.

I

Bien que le titre de ce court exposé indique déjà que nos considérations s'adressent à deux sujets bien différents, leurs points de contact sont si nombreux, que le premier est en quelque sorte l'avant-propos du second. Inutile de dire que nous plaçons l'hygiène au premier rang des sciences médicales. Prévenir vaut mieux que guérir, et, de plus, toute thérapeutique est naturellement insuffisante sans le concours de l'hygiène.

Nous sommes de ceux qui croient que l'observation clinique et la physiologie expérimentale, perfectionnées par les moyens que les sciences exactes mettent à leur disposition, éclaireront suffisamment la pathogénie, pour que l'étiologie soit un jour réduite à l'étude d'un petit nombre de conditions favorables au développement des actes morbides.

Nous pensons aussi que les lésions, une fois produites, sont suivies de phénomènes assez dissemblables pour que la nosologie soit toujours en droit d'établir des classes plus ou moins nombreuses de maladies. Il nous a semblé que, lorsqu'on cherche à déterminer quelles sont les influences primitives qui président au développement des maladies, soit chroniques, soit aiguës, on arrive bientôt à cette communauté d'origine, la violation de certaines lois de l'hygiène.

§ I. — Et d'abord pour les maladies chroniques, pour celles qui s'établissent à bas bruit et affectent l'économie tout entière, nous sommes tout de suite amenés à comparer leur fréquence relative, d'une part, chez l'homme qui passe sa vie dans les campagnes, au milieu des conditions naturelles qui favorisent le mieux les actes organiques, un exercice régulier et le grand air, et, de l'autre, chez l'homme implanté dans les villes, où il vit dans des conditions opposées au milieu d'un air corrompu par l'agglomération.

L'homme est né pour vivre en société et jouir de tous les biens que la nature a mis à sa disposition : en revanche, son organisme se prête mal à l'abus de ces prérogatives. L'abus de l'association produit l'encombrement, aussi funeste pour le corps que l'isolement pour l'intelligence. Une alimentation trop substantielle et la parcimonie dans les dépenses organiques, par suite d'un exercice insuffisant ou mal ordonné, deviennent la source de troubles, d'abord fonctionnels, puis organiques, qui minent autant la santé des gens oisifs que la misère et le surmenage, ces deux puissants modificateurs de la constitution, celle des classes malheureuses.

Pour continuer notre parallèle, constatons que le laboureur mène une existence pleine de fatigue et se nourrit de mets peu délicats. Cependant ces conditions, en apparence peu dignes d'envie, sont plus en harmonie avec les lois naturelles qui président à la conservation des espèces, que le genre de vie bien différent de l'habitant des grandes villes qui, dans le cas le plus envié, s'agite dans le luxe, entouré de toutes les jouissances que procure la fortune. L'un, cependant, meurt de vieillesse ou d'une maladie franchement aiguë : ses enfants robustes et nombreux l'accompagnent à sa dernière demeure. L'autre, au contraire, torturé par des infirmités précoces, est plus exposé à mourir de l'une de ces maladies chroniques qui se jouent des efforts de la science; il quitte la vie avec le regret de ne pas laisser après lui de postérité, ou avec la douleur non moins cruelle que ses débiles descendants menacent de bientôt le suivre dans la tombe.

Supposons maintenant que ce dernier type soit le fils heureux du premier, supposons que le fils du laboureur ait quitté jeune encore les champs pour la ville, nous aurons un exemple incontestable de diathèse ou de maladie organique développée sans le concours de l'hérédité.

L'exemple que je viens de citer n'est pas une fantaisie imaginée pour servir une idée, il est le résumé d'un assez grand nombre d'observations que j'ai recueillies dans le cours de mon internat. J'ai souvent eu l'occasion de rechercher dans les hôpitaux et ailleurs, les antécédents héréditaires d'individus qui succombaient à des affections diathésiques ou constitutionnelles. En ne tenant compte dans ma statistique que des individus *nés* et *élevés* dans le midi de la France et dans quelques provinces du centre, principalement de l'Auvergne, mais vivant à Paris depuis un certain nombre d'années, j'ai pu me convaincre que la phthisie frappe 35 fois sur 40 des émigrés dont les parents n'ont jamais souffert de la tuberculisation (1).

Nous avons fait la même remarque pour le cancer, dont l'étiologie est encore plus obscure que celle de la tuberculisation pulmonaire, pour laquelle M. Bouchardat a donné des formules chimico-physiologiques d'un grand intérêt pratique. Pour ce savant hygiéniste, l'évolution de la diathèse tuberculeuse, en dehors de l'hérédité, « semble essentiellement liée à la continuité de l'insuffisance des aliments, de la calorification » (*secreta* et *ingesta*).

Le cancer comme le tubercule frappe certainement des sujets dont l'histoire ne laisse aucun doute sur l'absence d'antécédents héréditaires. Dans sept observations de cancer où l'hérédité ne paraissait pas exister, nous avons vérifié l'exactitude de l'opinion la plus généralement admise que nous formulerons ainsi : Une des causes les plus constantes du développement des productions

(1) Ce chiffre s'éloigne beaucoup des statistiques classiques de Portal, de M. Louis et de M. Briquet. Si l'on ne prend dans les hôpitaux de Paris que le nombre des décès des phthisiques, sans tenir compte de l'origine des malades, on ne peut rien conclure relativement à l'hérédité et aux influences hygiéniques. Supposons en effet que, sur 40 décès de tuberculeux, 20 de ces infortunés soient natifs de Paris, et que les 20 autres ne comptent que quelques années de séjour. Les parents des 20 premiers, ayant subi les mêmes influences locales et sociales que les 20 seconds, ont pu mourir phthisiques sans antécédents héréditaires. Leurs descendants se trouvent ainsi doublement exposés à devenir prématurément tuberculeux ou à subir d'autres dégénérescences. C'est ainsi que l'on voit s'éteindre (par la scrofule ou la phthisie) les races parisiennes vers la troisième ou quatrième génération, si des croisements ne viennent à propos régénérer ces constitutions affaiblies.

Je me hâte d'ajouter que ces remarques ne sont vraies que pour les classes ouvrières, qui supportent les effets de l'agglomération sans jamais employer les correctifs hygiéniques. Les classes qui passent l'été à la campagne et qui peuvent pendant l'hiver se donner tout le confortable nécessaire au milieu de Paris, n'appartiennent pas, en quelque sorte, à la population parisienne. Elles peuvent éviter tous ces maux en fuyant l'intempérance, l'oisiveté et le *surmenage intellectuel*.

cancéreuses réside dans la continuité des chagrins et des peines dépressives (*percepta*).

Les affections organiques ont donc une pathogénie imputable à l'influence des modificateurs hygiéniques, le principe de leur évolution peut ne pas remonter au delà de celui qui en est atteint. Il résulte de ce fait établi par l'observation, que le développement de ces lésions incurables, à leur période ultime, n'a rien de fatal ni de nécessaire. L'éloignement des conditions au milieu desquelles on les a vues se développer pour la première fois dans une famille, n'aurait-il pas suffi pour les prévenir ? En supposant que les exigences sociales ne permettent pas toujours de fuir ces conditions incriminées, l'hygiène ne manque pas certainement de ressources pour amoindrir leur influence. Malheureusement, quand il s'agit de vivre et de se propager, l'homme consulte plutôt ses goûts et ses passions que l'hygiène; il se montre moins soucieux de conserver et de perfectionner sa race que celle des animaux qui le servent.

L'intervention de l'hygiène ne s'arrête pas à la prophylaxie des diathèses, elle a *seule* pour mission de régénérer les organismes prédisposés par l'hérédité aux diverses manifestations pathologiques ; aux influences qui ont fait dévier les organes ou les éléments anatomiques de leurs conditions normales, elle en substitue d'autres qui, par des réactions inverses, rétablissent l'ordre dans les actes nutritifs et préviennent ainsi les erreurs de lieux et les *malformations* (hétérotopie, hétérométrie, Virchow) qui caractérisent les productions morbides).

Les agents thérapeutiques d'une efficacité bien constatée dans le traitement des maladies diathésiques, ne sont-ils pas de simples adjuvants de l'hygiène ? Ils ne font que hâter au sein des tissus les combinaisons et les dédoublements que les *ingesta* alimentaires et les *gesta* rationnellement appliqués, provoquent à la longue. Nous n'admettons pas que leur manière d'agir sur l'organisme soit entourée du *merveilleux* et de l'*insaisissable* dont se plaisent à les envelopper ces médecins philosophes qui croient avoir rendu quelques services, lorsqu'à force d'éloquence et de souvenirs anciens, ils ont semé dans les esprits encore jeunes le doute sur la nature des maladies et la puissance des médicaments. Au lieu d'encourager la jeunesse plus naturellement portée à croire sans réflexion qu'à se faire des convictions par de longues et pénibles recherches, ils les éloignent plutôt de l'étude des sciences positives dont les lois président aux transformations de la matière, soit qu'on l'étudie dans les êtres inanimés avec des propriétés chimico-physiques, ou dans les êtres animés, avec des propriétés chimico-physiologiques ou vitales.

Les médicaments utiles, disons-nous, agissent sur l'organisme de la même manière que les modificateurs empruntés à l'hygiène, mais avec cette différence que leurs effets sont plus rapides. Si nous prenons pour exemple deux médicaments qui rendent des services incontestables dans le traitement de la scrofule et de la chlorose, l'iode et le fer, qu'observerons-nous? Nous constaterons d'abord que les préparations iodées activent la désassimilation. Certains principes incomplétement élaborés encombraient les voies lymphatiques (Lutz, thèse pour l'agrégation, p. 9, 1860) et ralentissaient le courant de la nutrition. Sous l'influence de cet altérant, les pertes de l'organisme augmentent avec l'hématose; les lymphatiques, les polysarsiques perdent de leur poids; puis le double mouvement de composition et de décomposition s'équilibrant peu à peu, amène dans les fonctions cette harmonie des échanges qui constitue la santé.

Quant aux chlorotiques, je constate que les préparations ferrugineuses ont pour effet immédiat d'activer les fonctions digestives. Ce premier résultat est nécessairement suivi d'une augmentation de la force assimilatrice, qui devient elle-même une source de richesse pour la masse sanguine; finalement, la chlorose cesse avec son altération caractéristique. Ai-je besoin de pénétrer plus avant le mystère? Pénétrons-nous mieux le secret des forces qui président aux réactions des laboratoires! Et cependant personne ne crie au prodige en présence des effets d'un mélange réfrigérant. La preuve que les agents que nous venons de citer n'ont rien, non-seulement de merveilleux, mais encore de *spécifique* dans leur action, c'est que l'hygiène pourra se passer d'eux, à la condition qu'elle provoquera les mêmes actes organiques, c'est-à-dire qu'elle favorisera, par des conditions de *gesta* et de *circumfusa* convenables, l'élimination des principes dont l'économie doit se débarrasser, et qu'elle fournira les éléments de *rénovation* à l'aide d'une diététique sagement ordonnée.

On a beau s'élever contre l'envahissement de la chimie clinique, elle saura s'imposer par l'évidence de ses démonstrations, qui, au lieu d'être de simples vues de l'esprit comme celles de l'école opposée, tombent, au contraire, sous les sens, et peuvent être vérifiées par les moyens communs dont les diverses sciences disposent. Par elle, la physiologie et la pathologie tendent à devenir des sciences positives. Mais, pour que cette révolution se fasse, il est nécessaire d'avoir recours à un système d'analyse différent de celui que l'on suit dans les recherches de chimie pure. La matière organisée subit avec la plus grande facilité des transformations artificielles sous l'influence des réactions trop actives. Aussi est-on arrivé à multiplier jusqu'à l'encombrement le nombre des corps contenus dans les sécrétions organiques, dont il serait important de pouvoir apprécier les composants physiologiques pendant la santé et dans le cours des maladies. La solution de ce problème délicat est depuis longtemps l'objet de nos préoccupations; elle fera l'objet d'un travail spécial sur lequel nous ne devons pas anticiper (1).

§ II. — Après cette digression sur l'influence de l'hygiène dans l'évolution des maladies chroniques et des diathèses, il nous reste à dire quelques mots de cette même influence sur le développement des maladies aiguës non chirurgicales; ces dernières, avec plaies, feront le sujet principal de cette thèse, et seront étudiées à part.

On peut dire que, dans ses *régressions* comme dans ses *progressions*, *natura non facit saltus*, les modifications que les milieux font subir à l'organisme ne sont pas immédiatement appréciables par des changements de structure à la portée des sens. Bien que ces changements existent, en réalité, dans l'intimité des éléments anatomiques, ils passeraient inaperçus s'ils n'étaient accusés par des réactifs naturels.

A côté des troubles fonctionnels, qui se manifestent le plus souvent vers les voies digestives chez les individus non acclimatés ou soumis à de mauvaises conditions hygiéniques, telles que les privations, le surmenage, les chagrins, etc., etc., on constate une susceptibilité très grande à contracter toute espèce d'infection. On dirait que la matière vivante à l'état de souffrance est plus rapprochée de la matière morte, et que le moindre dérangement dans les actes de la vie détermine dans les molécules organiques un changement capable de favoriser

(1) Je dois l'idée de ces recherches à la lecture des travaux de M. Ch. Robin.

certaines actions catalytiques ou chimiques, quand des principes morbigènes viennent les impressionner dans l'intervalle de cette perturbation. Lorsque après quelques oscillations les fonctions reprennent leur régularité, en vertu d'une certaine accoutumance pour ces nouvelles conditions, et que l'organisme a repris le degré de résistance normale contre ces principes *morbigènes*, on dit que l'acclimatation est accomplie.

Il ne faudrait cependant pas croire que cette acclimatation égalise les forces de résistance. Chaque localité, chaque milieu prédispose les êtres qui l'habitent à réagir d'une manière spéciale en présence des agents morbigènes chimico-physiologiques (maladies infectieuses, miasmatiques) ou physico-physiologiques (maladies accidentelles, mécaniques).

« Tout ce que la terre produit est conforme à la terre elle-même » (Hippocrate). Et si l'homme s'acclimate et conserve les *apparences* de la santé dans les conditions antihygiéniques, relativement au climat et à l'altitude qui l'ont vu naître et se développer, c'est parce qu'il est pourvu « d'une force d'initiative qui le met en état de réagir sur la nature » (Michel Lévy). N'est-ce pas à ces différences de réaction, liées à celles des milieux où l'on vit, où l'on a vécu, que se rattache la création des formes morbides? Ne trouve t-on pas dans ces faits le secret de l'origine de ces controverses toujours renaissantes, sur la valeur relative des diverses méthodes de traitement dans la même classe de maladies aiguës?

Pour mieux nous faire comprendre, prenons pour exemple la pneumonie franche, dans le traitement de laquelle les *extrêmes* réclament les saignées copieuses d'une part, et l'expectation absolue de l'autre. — Certainement que nos maîtres de Paris, qui proscrivent la saignée comme méthode générale, pour ne l'employer que

« dans quelques cas particuliers, » font preuve d'un rare talent d'observation ; ils marchent guidés par la clinique. Mais hâtons-nous d'ajouter qu'ils n'ont raison que pour des malades parisiens ou *leurs équivalents*. Dans beaucoup de localités, et je citerai particulièrement la haute Auvergne, le *point de côté* ou la pneumonie franche, chez les habitants vigoureux des campagnes, est guérie et même jugulée dans le sens rigoureux du mot, par de copieuses saignées. Je devrai même dire qu'on ne guérit qu'à cette condition, car personne n'ignore dans ce pays que la négligence absolue de ce moyen équivaut en quelque sorte à une mort certaine. Chose digne de remarque, quoique très naturelle, ces campagnards acclimatés à Paris sont, avec les habitants des pays très chauds, les pneumoniques que nous avons vus le moins bien se trouver des émissions sanguines. Tout cela ne prouve qu'une chose, c'est que ces individus implantés dans un centre fort différent de celui où ils vivaient d'abord, s'affaiblissent insensiblement. Ils ne conservent qu'une vigueur apparente qu'il faut bien se garder d'atténuer encore par des saignées; d'où nous concluons que, pour juger de l'opportunité de la saignée dans la pneumonie, il ne faut pas raisonner systématiquement, mais se rendre compte de la forme de cette phlegmasie par les manifestations symptomatiques et par l'étude des conditions hygiéniques qui ont entouré et entourent encore le malade. En effet, les symptômes ne sont pas les mêmes dans les contrées où les saignées donnent de bons résultats et dans celles où ce moyen curatif échoue. Dans la condition opportune on observe surtout l'anxiété respiratoire, le point de côté, la petitesse, la fréquence et la dépressibilité du pouls, ou, pour me servir de l'expression technique, « l'obstacle dans les tuyaux d'écoulement » (Marey, Sée). Or, cet obstacle est l'indication capitale qui commande la saignée, contrairement à l'opinion généralement admise, qui veut que l'on ouvre la veine quand le pouls est fort et résistant, c'est-à-dire quand la tension artérielle est au minimum (Cl. Bernard, Marey). L'observation de chaque jour démontre que l'on trouve cette forme asphyxique, avec petitesse du pouls, chez les malades à constitution véritablement vigoureuse. Aussi les médecins physiologistes se hâtent-ils de saigner, quand il est nécessaire à la fois de modérer la douleur, de faire cesser la gêne respiratoire et de *relever* le pouls en favorisant la circulation veineuse et capillaire, véritables « tuyaux d'écoulement » (1). L'influence de l'hygiène est encore plus apparente dans l'étiologie des maladies professionnelles : leur thérapeutique se confond avec l'hygiène même de la profession. (M. Vernois, *Hygiène industrielle.*)

Pour les maladies virulentes, la prophylaxie certaine n'est qu'un simple soin hygiénique, éviter le contact des virus infectants.

Si les modificateurs hygiéniques sont assez puissants pour troubler par eux-mêmes les fonctions et changer l'état organique des appareils dans l'évolution des maladies chroniques, s'ils peuvent prédisposer activement aux maladies aiguës et en régler les formes, quelle ne sera pas leur influence sur la marche des lésions chirurgicales, qui demandent à l'organisme une intervention réparatrice beaucoup plus large et qui menacent d'infecter l'économie par les solutions de continuité, sortes de portes d'entrées sans cesse ouvertes aux principes délétères !

(1) Telle est la véritable *formule* de l'indication de la saignée. Elle légitime le choix de notre épigraphe, et nous montre la supériorité des données scientifiques sur l'empirisme.

II

Les plaies, dans le sens le plus général du mot, « sont des espèces de lésions communes à tous les tissus, qui consistent dans la division des parties naturellement continues. » (Cruveilhier.)

Leur hygiène comprend l'ensemble des moyens qui favorisent leur guérison et s'opposent aux accidents qu'elles peuvent produire en vertu de la solidarité qui existe entre l'organisme entier et tout foyer de suppuration en rapport avec l'atmosphère.

Les bords de ces solutions de continuité s'écartent le plus habituellement, et il se fait un vide entre les surfaces divisées. Quelquefois ce vide n'est pas seulement dû à l'écartement des tissus lésés, mais à une perte de substance plus ou moins considérable. Cette perte est primitive quand elle est contemporaine de la blessure ; elle est consécutive quand elle est le résultat de l'élimination de parties mortifiées par la contusion ou la gangrène. Pour les pertes consécutives, l'hygiène a des indications spéciales à remplir, car le contact de parties mortes avec des parties en voie de réaction éliminatrice peut avoir, par la résorption putride, des conséquences désastreuses sur l'économie.

Au point de vue de la marche et de l'histologie des surfaces suppurantes, nous divisons les plaies en trois classes : 1° les plaies ordinaires ; 2° les dégénérescences ulcéreuses ; 3° les plaies fistuleuses.

Les plaies ordinaires sont les blessures accidentelles, les opérations chirurgicales et les ulcérations franchement inflammatoires. Elles ont pour caractère distinctif une suface dont les bourgeons réparateurs se composent d'éléments anatomiques normaux, d'où résulte une tendance bien décidée à la cicatrisation. Le meilleur traitement de ces plaies est celui que nous fournit l'hygiène; il peut se résumer ainsi : suivre à l'égard du blessé ou de l'opéré une diététique rationnelle; éloigner de la surface vive les substances irritantes et septiques, ce que l'on obtiendra en proscrivant l'usage des neuf dixièmes des topiques usités et en faisant régner sur la plaie et autour du malade la plus rigoureuse propreté.

Les dégénérescences ulcéreuses sont habituellement décrites sous le nom d'ulcères. Elles sont caractérisées par la présence d'éléments anatomiques dégénérés au sein de leurs bourgeons charnus, et par la lenteur ou l'absence du travail de cicatrisation. Le traitement consiste à combattre l'état général s'il est la cause de l'ulcère, et à retrancher ensuite les parties dégénérées par le fer ou les caustiques, afin de préparer le travail réparateur. La nature maligne de quelques dégénérescences implique leur incurabilité.

Les plaies fistuleuses sont celles qui font communiquer les canaux ou les réservoirs intérieurs avec le tégument périphérique, ou le résultat d'un décollement considérable des tissus avec une affluence continuelle et abondante de produits pathologiques. Leur cicatrisation est d'abord empêchée par l'écoulement incessant des matières contenues dans le réservoir lésé. La persistance de l'irritation amène la dégénérescence des parois du trajet, qui deviennent en tout semblables à la surface des ulcères; ils réclament les mêmes moyens thérapeutiques et le tarissement ou le détournement de l'afflux morbide.

Une plaie, quelle qu'en soit la cause, est donc une *brèche* faite à l'organisme, qui réagit d'une manière plus ou moins vive pour la réparer. Ce travail réparateur est tout physiologique. Ce sont les éléments anatomiques limitant la *brèche* qui sont chargés par la nature de régénérer les parties endommagées et de remplacer par un nouveau tissu celles qui sont complétement détruites. L'intervention la plus sage est celle qui laisse l'organisation des exsudats s'opérer avec le moins d'obstacles possibles. Cela ne veut pas dire que l'art n'ait rien à faire dans le traitement des plaies : il doit intervenir, au contraire, très activement, soit pour fournir à l'économie les matériaux nécessaires à l'élaboration de la lymphe plastique, soit en surveillant l'emploi de cette lymphe déversée sur les parties à régénérer. Pour que les exsudats profitent à la plaie, trois conditions doivent être remplies. Il faut : 1° que la surface suppurante ne soit pas dégénérée, c'est-à-dire qu'elle doit jouir d'une vitalité susceptible de transmettre une organisation durable aux éléments des tissus qui viennent successivement se stratifier pour combler la solution de continuité; 2° que les fluides non utilisés ne viennent pas, par leur décomposition putride sur place (1), non-seulement ramollir les jeunes éléments anatomiques, mais encore empoisonner le blessé par résorption locale ou par inhalation; 3° que des causes mécaniques, telles que des topiques irritants trop souvent appliqués, ne détruisent à de courts intervalles le travail toujours si délicat de la cicatrisation commençante.

On voit, d'après ce qui précède, que le traitement rationnel des plaies entre dans les attributions de l'hygiène, dont le chirurgien n'est, pour ainsi dire, que le ministre : son rôle est celui d'un *aide savant* et d'un *protecteur actif*.

Avant d'étudier avec quelques détails cette double mission du chirurgien, nous devons dire un mot des

(1) La fétidité du pus, la manifestation de la sanie purulente sur une plaie sont des conditions défavorables. Quant aux colorations particulières du pus, nous avons cherché à démontrer (*Bulletins de la Société anatomique*, 1860) que, conformément à l'opinion de M. Sédillot, la coloration bleue *épidémique* n'a pas de valeur au point de vue du pronostic.

plaies qui ne suppurent pas à l'air libre ou qui se réunissent par première intention.

Les solutions de continuité qui ne communiquent pas avec l'atmosphère, telles que les ruptures profondes, les incisions sous-cutanées, ne donnent habituellement lieu qu'à des phénomènes locaux. Elles ne touchent à l'hygiène qu'au point de vue de la diététique, et leur cicatrisation est un acte de physiologie pure.

Quant aux plaies extérieures, comme la réunion immédiate est la prophylaxie de la formation du pus qu'il importe de prévenir à tout prix en hygiène chirurgicale, nous devons indiquer ici quelles sont les conditions nécessaires à leur adhésion primitive. Pour cela, nous ne pouvons mieux faire que d'emprunter le passage suivant aux *Éléments de pathologie chirurgicale* de M. le professeur Nélaton, qui les résume en cinq propositions :

« 1° Il faut que les bords de la plaie soient réunis exactement ; il est bon que les tissus analogues se correspondent, de manière que la peau soit opposée à la peau, les muscles aux muscles, etc. ;

» 2° La plaie doit être exempte de contusion violente, car alors l'inflammation qui se développe demeure rarement dans les limites nécessaires à l'adhésion primitive ; le plus souvent la suppuration s'établit ;

» 3° Elle doit être purgée attentivement de tous les corps étrangers et des caillots sanguins qu'elle contient ;

» 4° La circulation et l'innervation doivent être conservées sur les deux surfaces de la plaie ; les parties entièrement détachées et d'un petit volume font seules exception lorsqu'elles sont immédiatement réappliquées ; la science aujourd'hui est riche de faits qui établissent la possibilité de cette réunion des parties entièrement séparées ;

» 5° Enfin il est quelques conditions qui, sans être nécessaires, sont très favorables au succès de la réunion immédiate : ainsi, cette réunion sera plús facile chez les enfants, chez les hommes d'une constitution forte, pendant les chaleurs de l'été et dans les climats chauds. »

Après ce tableau des conditions favorables à la réunion primitive des plaies, qu'il me soit permis d'insister sur quelques points très essentiels dont la négligence compromet la réussite de plus des deux tiers des tentatives.

Il ne suffit pas de purger la plaie des caillots sanguins coagulés à sa surface. Vous aurez beau déterger la blessure, fût-elle dans les meilleures conditions, si vous vous pressez de réunir, huit fois sur dix l'adhésion primitive échouera. Il faut, à l'exemple de Lisfranc (copié par nos voisins les Anglais), et comme nous l'avons entendu professer et vu mettre en pratique par notre savant maître M. Verneuil, attendre que l'hémorrhagie en nappe soit entièrement tarie, et que les surfaces divisées aient subi par le contact de l'air un commencement d'irritation adhésive, que l'on reconnaît à l'abondante rosée de lymphe plastique qui les recouvre. C'est alors seulement qu'il convient de rapprocher les lèvres de la plaie par le moyen de bandelettes agglutinatives. Cette lymphe interposée s'épaissit d'abord, puis elle se vascularise, et six ou sept jours sont suffisants pour que son organisation soit complète.

Dans le but de combattre une réaction trop active, il est nécessaire de tenir sur la plaie, pendant le travail de cicatrisation, des compresses que l'on arrose fréquemment d'eau à la température ordinaire, ou refroidie par des fragments de glace si l'on redoutait une hémorrhagie, qu'il est bon de prévenir par la torsion des vaisseaux d'un certain calibre avant de procéder au premier pansement. Avec ces soins minutieux, j'ai fait réussir, pour ma part, un certain nombre de réunions immédiates de petites plaies.

M. Topinard, dans son excellente thèse, affirme que les succès bien réels des chirurgiens anglais relativement aux réunions par première intention tiennent surtout « à la façon rigoureuse et intelligente de mettre à exécution » les préceptes que nous venons de tracer, et que nous croyons d'origine française, malgré les prétentions contraires de M. Syme (d'Édimbourg).

En 1859, M. Battaillé conseilla de toucher avec de l'alcool les plaies que l'on désire réunir immédiatement. Ce topique, selon M. Battaillé, aurait la propriété d'arrêter l'écoulement du sang sans retarder la cicatrisation; il jouirait des avantages des astringents sans avoir les inconvénients des scarrotiques mêmes légers.

Je pourrais citer plusieurs observations où ce moyen a parfaitement réussi; mais, en présence de ces résultats, je me suis demandé si les bons effets de l'alcool ne seraient pas plutôt dus à l'irritation qu'il fait naître rapidement sur la plaie qu'à une certaine action coagulante sur les liquides albumineux. J'avoue que la première interprétation me satisfait mieux que la seconde. Il est plus rationnel d'admettre que le contact de ce liquide produit simplement en quelques minutes une réaction semblable à celle que produit le contact de l'air en quelques heures.

Lorsque, malgré tous ces soins, la réunion immédiate n'est pas obtenue, les plaies suppurent, et entrent dans la catégorie de celles que nous devons étudier maintenant.

§ I. — Comment le chirurgien remplira-t-il le rôle d'*aide savant* à l'égard des malades qui portent un foyer de suppuration?

C'est surtout par son habileté à diriger convenablement le régime dans les affections chirurgicales. La diététique des blessés est un des sujets les plus intéressants de l'hygiène. Si je voulais entrer dans les détails pratiques de cette étude, je me verrais forcé de sortir des limites très restreintes que je me suis imposées. Je ne veux insister que sur les points qui m'ont paru les plus négligés dans nos hôpitaux.

On convient généralement, de nos jours, qu'il faut alimenter les malades qui ont subi des pertes de substance considérables, et qui sont par cela même appelés à suppurer abondamment. L'alimentation a pour but d'augmenter à la fois la plasticité du sang et l'épanchement plastique destiné à séparer les tissus et à fournir les éléments de la suppuration. Cette pratique si simple et si physiologique était complétement négligée par les chirurgiens de la génération précédente. L'idée d'une réaction trop vive préoccupait seule les esprits. Afin de la prévenir, on ne se contentait pas de *préparer* les malades aux opérations par des purgatifs et des saignées, on leur refusait ensuite toute alimentation solide avant que le pus ne fût abondamment sécrété, comme on disait alors. On ne faisait quelques exceptions que pour des opérations à la suite de maladies chroniques, encore cette conduite paraissait si étrange que l'on a cité comme un fait curieux celui de M. Pelletan, qui permit une soupe légère le second jour de l'opération chez un scrofuleux amputé de la jambe!

Les temps sont bien changés : dans un cas analogue, nous avons vu M. Verneuil, à l'exemple de la plupart de nos maîtres actuels, permettre une côtelette avec succès le soir même de l'opération. (Hôpital des enfants, 1860.)

L'état extrême de cachexie et la diarrhée incoercible établie depuis plusieurs semaines n'arrêtèrent pas le chirurgien. La diarrhée fut, pour ainsi dire, supprimée avec le foyer purulent, qu'on ne pouvait désinfecter à cause des anfractuosités et des suppurations osseuses qui existaient. L'amélioration fut assez rapide pour ne laisser aucun doute sur l'excellence de la méthode.

Bien qu'il soit admis aujourd'hui qu'il est nécessaire de nourrir les opérés, en dehors, bien entendu, de contre-indications possibles, il n'est pas douteux pour moi que beaucoup de ceux qui croient marcher avec la nouvelle école n'alimentent en réalité leurs malades que d'une manière illusoire. Ils ne prescrivent encore que des aliments liquides les premiers jours; ils se laissent plutôt guider dans cette voie par la *date* de l'opération que par l'examen attentif des besoins physiologiques de l'opéré.

D'autres, plus progressistes qu'il ne convient, vont au delà des indications. Encouragés par la statistique étrangère, ils alimentent et ils alcoolisent comme les chirurgiens du Nord, sans tenir compte du régime antérieur. Pour être dans le vrai, les uns auraient besoin d'aiguillon et les autres de frein : l'étude approfondie de l'hygiène peut seule donner l'un et l'autre. Elle conduit à ce précepte général que nous allons commenter. Nourrissez *convenablement* ceux qui doivent réparer des pertes. Mais qu'est-ce à dire *convenablement?* Que l'alimentation doit être dirigée avec la *connaissance* des habitudes antérieures des malades et la *pénétration* de leurs besoins actuels. Elle doit être dirigée au point de vue de la qualité, de la quantité et du moment d'opportunité d'administration des principes alibiles.

Justifions maintenant la justesse de ces propositions. Pour que l'alimentation répare efficacement les pertes de l'économie, il faut de toute nécessité que les éléments nutritifs pénètrent dans le torrent circulatoire après une digestion *bien faite*. Dès que la digestion se fait mal, l'assimilation se ralentit, il survient de l'embarras gastrique dont on connaît l'influence sur la suppuration des plaies et la marche de la cicatrisation. Or, pour que la digestion s'accomplisse régulièrement, il faut éviter de surprendre l'estomac par un régime auquel il n'est pas habitué. Nous avons deux moyens pour atteindre ce but : acclimater le malade avant l'opération au régime qu'on veut lui faire suivre après ; ou bien, maintenir le régime antérieur et ne l'améliorer que progressivement, s'il n'a pas été possible de préparer le malade à une diététique plus rationnelle, comme cela arrive dans les traumatismes.

Prenons pour exemple un blessé ou un opéré venant de la province, ou tout autre individu se nourrissant de laitage, mangeant rarement de la viande et ne buvant presque jamais de vin. Supposons que pour le tonifier on lui donne, dès les premiers jours, une portion de viande rôtie et une assez forte dose de vin généreux, ce malade accusera bientôt une pesanteur à l'estomac, une chaleur vive à l'épigastre, avec céphalalgie légère, les pommettes seront colorées, puis la langue deviendra saburrale, et l'on constatera un dégoût invincible pour les aliments solides. Si cet embarras gastrique dure quelque temps, l'économie court grand risque de s'affaiblir outre mesure et de contracter une aptitude singulière à subir les influences septiques. La surface de la plaie, n'ayant plus une réaction réparatrice suffisante, se laissera pour ainsi dire aller à l'exfoliation gangréneuse, au lieu de bourgeonner et de se déterger par une abondante et louable suppuration. Tous ces désordres auront pour cause une faute grave dans le choix du régime qui convenait dans ce cas particulier.

Si, au lieu de suivre une méthode générale, le chirurgien s'était conduit en *aide intelligent* de la nature, il aurait commencé par respecter les habitudes du malade ; il aurait prescrit du lait, du bouillon, quelques légumes ; il n'aurait abordé l'usage du vin que par cuillerées, et celui de la viande par bouchées successives. Fait digne de remarque, cette faute hygiénique que j'ai vu commettre souvent pour les opérés, est généralement évitée quand il s'agit d'acclimater les nourrices sur lieu. Cela provient de ce que les nourrices règlent instinctivement leur régime, tandis que les malades subissent celui de l'hôpital.

Une autre indication spéciale, qui n'est pas toujours bien saisie, concerne la diététique des ivrognes. Dès que l'on observe chez un malade qui suppure de l'inappétence pour les aliments solides, un subdelirium particulier qui peut aller jusqu'à la démence et provoquer la translation du malade dans une maison d'aliénés, il faut s'enquérir tout de suite si ce malheureux n'a pas des habitudes d'alcoolisme.

S'il en est ainsi, on respectera d'abord le régime ordinaire du malade quelque défectueux qu'il puisse paraître. J'ai vu des plaies blafardes se ranimer et de violents accès de délire se calmer sous l'influence de 500 grammes de vin de Bordeaux et de 60 grammes de cognac, administrés aux heures des repas, qui consistaient surtout en bouillon consommé. Pour modifier ensuite ce régime et le rendre plus plastique, on revient peu à peu à l'usage des aliments solides, principalement de nature végétale, afin de réveiller les sécrétions intestinales. Un lavement simple, donné chaque matin, aidera puissamment à rétablir cette dernière fonction, si compromise chez les grands buveurs.

Dans les cas ordinaires même il y a quelques précautions à prendre dans le choix de la qualité des aliments. — Dans les maladies aiguës, proprement dites, lorsque la diète n'est plus indiquée, on commence à nourrir les malades par des aliments liquides, et l'on n'arrive que progressivement aux aliments solides. Il n'en est plus de même pour les affections locales avec suppuration abondante. Il faut alors recourir à des aliments fortement réparateurs.

Les aliments solides ont le double avantage de contenir une plus grande quantité de matériaux nutritifs sous un petit volume, et d'être moins souvent vomis que les aliments liquides.

La quantité d'aliments qu'il convient de donner à un malade affecté de plaie, doit être réglée d'après son état général. Il ne faudrait pas se guider sur l'état de la faim chez le blessé. L'inappétence ne contre-indique pas la nécessité de nourrir. Souvent même, l'on ne réveille le sentiment de la faim, comme l'ont fort bien établi MM. Piorry, Bouchardat et Marrotte, qu'en imposant en quelque sorte les aliments aux malades.

L'anorexie, que fait naître l'odeur fétide des plaies, est aussi difficile à vaincre que celle qui succède à l'inanition dans les maladies fébriles à longue période. Nous verrons plus loin que cette anorexie cède le plus habituellement à des pansements bien faits, et à l'entretien autour des malades d'un air toujours pur. Ce n'est que dans le cas où quelque complication inflammatoire très franche vient à se manifester que l'usage des aliments plastiques est contre-indiqué. En toute autre circonstance, il faut se défier des excitants qui ne relèvent les forces que par le levier du système nerveux. Les potions toniques, les boissons spiritueuses, ne doivent être substituées aux aliments solides que dans quelques cas particuliers, fort rares du reste. Ces moyens ne peuvent remplir que temporairement une indication ; on se trouvera toujours mal d'avoir leurré les besoins de l'économie.

Pour ce qui concerne l'opportunité d'administration, nous ferons remarquer qu'il n'est pas sans importance de mettre entre chaque repas des intervalles convenables, cinq ou six heures par exemple. Cette conduite si naturelle est scrupuleusement suivie pour les malades de la ville, mais il n'en est pas ainsi dans les hôpitaux, dont les habitudes à ce sujet pourraient être modifiées avec avantage pour les blessés et les opérés. Dans des services nombreux où la visite finit tard, j'ai vu des malades pour lesquels il était indiqué de multiplier les repas, rester dix-neuf heures sans recevoir des aliments solides (de quatre heures du soir à onze heures du matin). S'il existait pour chaque service un petit réfectoire où l'on servirait à manger sans se préoccuper du ménage de la salle, il serait plus facile de régler comme il convient les heures des repas et la répartition des aliments.

Pour terminer ce paragraphe, je citerai la note suivante sur le régime alimentaire des hôpitaux de Varsovie : il me paraît supérieur à celui de nos hôpitaux, principalement à cause de la facilité qu'il donne au chirurgien de varier autant qu'il le désire la quantité et la qualité des aliments.

Les malades mangent dans leurs salles respectives trois fois par jour.

Les repas ont lieu à sept heures du matin, à midi et à sept heures du soir.

Il y a trois catégories de malades : 1° ceux qui sont à la diète absolue ; 2° les malades à une portion ; 3° les convalescents ayant deux et trois portions ou plus.

Les malades à une portion reçoivent au déjeuner : des bouillons ou des potages divers, plus un demi-petit pain. Les petits pains des hôpitaux sont d'excellente qualité ; on les donne toujours frais. Le pain est fourni par un boulanger de la ville, qui prend le titre de fournisseur de l'hôpital qu'il sert. Toutes les substances alimentaires sont achetées au prix courant ; les administrations hospitalières n'admettent pas les adjudications pour les matières de première nécessité. Toutes les fournitures sont inspectées avec soin par le médecin en chef, directeur de l'hôpital qu'il est tenu non-seulement d'habiter, mais de quitter le moins possible.

Au dîner, ces mêmes malades à une portion reçoivent : un potage, un petit pain entier, du gruau, etc.

Au souper : comme au déjeuner, c'est-à-dire des aliments maigres, mais variés.

Ainsi, tout malade à une portion ne reçoit réglementairement que du maigre, mais chaque médecin est autorisé à prescrire ce qu'ils appellent l'*addition*. On peut donner dans un service autant d'additions qu'il y a de malades à une portion. L'addition donne droit à du vin ou à de la bière, on prescrit des œufs, du poisson, une plus grande quantité de pain et même des aliments gras si on le juge nécessaire. Le nombre considérable d'additions dont peut disposer chaque médecin lui permet de varier beaucoup la nourriture des malades exceptionnels.

Les malades à deux portions déjeunent comme les précédents.

Au dîner : soupe ou potages divers, deux petits pains, 250 grammes de bœuf, plus des légumes.

Au souper : comme pour le déjeuner. Ceux à trois portions ont du rôti en plus; ils peuvent recevoir une double ration de pain, et comme il existe toujours dans les salles des malades à une portion, on peut par l'*addition* donner aux convalescents tout ce qu'on peut rationnellement désirer, même du vin.

Après les repas, les malades valides ont l'habitude de se laver les mains et la figure dans un *lavabo* placé à côté de la salle.

Ce système, comme on peut en juger, ouvre un vaste champ à la diététique, et permet au médecin de remplir sans peine un grand nombre d'indications.

Les *percepta* ont une influence sérieuse sur la marche

de la cicatrisation. Celse avait déjà remarqué que rien ne favorise davantage la cicatrisation que la tranquillité d'esprit. Hiver affirme que la guérison des plaies est empêchée ou retardée par des accès de colère souvent répétés (thèse de 1813, *De la colère*).

Duquesne (thèse de 1822) cite le fait suivant d'un soldat prussien blessé à Lutzen en 1813. Cet homme, amputé de la jambe, allait aussi bien que possible quand le départ d'un autre soldat prussien, couché près de lui, vint lui faire une vive impression. Dès ce jour, le malade perdit l'*appétit*, le lendemain la fièvre s'alluma, la plaie prit un mauvais aspect, et le malade succomba le huitième jour. — Cette observation nous indique la marche de presque tous les désastres chirurgicaux ! c'est toujours par une réparation insuffisante qui trouble l'équilibre des fonctions et ouvre la porte aux empoisonnements; car il n'est pas douteux que le soldat cité par Duquesne ne soit mort de résorption putride.

Les exemples de cette nature abondent dans la science; ils nous prouvent que le chirurgien doit *aider* le malade à se vaincre lui-même et lui épargner toute espèce d'émotions trop vives. Il faut qu'il sache que les gens épuisés par une longue suppuration sont quelquefois comme les chlorotiques tourmentés par des désirs immodérés qu'il est bon de satisfaire. Qui n'a pu constater les bons effets de la tolérance du tabac chez les vétérans de la pipe? L'organisme contracte des habitudes avec lesquelles il faut compter, fussent-elles manifestement vicieuses. Le rôle d'aide savant, confié au médecin, consiste à saisir toutes ces nuances.

§ II. — Pour agir en *protecteur actif*, le chirurgien est tenu de faire *convenablement* les pansements et d'appliquer à propos les modificateurs.

Comme j'ai étudié cette double question avec assez de détails dans mon mémoire sur les désinfectants (1), afin d'éviter un double emploi, je ne donnerai ici que les formules générales de la pratique des pansements.

Tout pansement régulier doit tendre à produire deux résultats principaux : 1° prévenir l'infection du malade et de l'air ambiant ; 2° hâter le plus possible la cicatrisation, car toute plaie expose le malade à des dangers et débilite l'économie.

On prévient l'infection des malades par l'usage des désinfectants *physiques* et *chimiques*, on hâte la cicatrisation à l'aide des applications *modificatrices*, la diététique et les autres soins hygiéniques étant d'ailleurs fidèlement observés.

Les désinfectants physiques agissent par *entraînement* et par *absorption*. Pour entraîner loin des plaies les produits susceptibles de nuire par leur décomposition sur place, on s'adresse souvent indistinctement, quelquefois d'après des indications spéciales ou des complications, à l'irrigation continue, aux lotions et aux fomentations, à la balnéation et aux cataplasmes fréquemment renouvelés.

L'irrigation continue rend chaque jour d'immenses services, soit pour prévenir les hémorrhagies et la violence de la réaction inflammatoire, soit pour déterger les grandes plaies contuses et prévenir l'infection putride. Les applications d'eau froide remplissent en partie les mêmes indications lorsqu'elles sont faites avec soin d'après la méthode anglaise. Généralement, les blessés supportent très bien l'eau à la température ambiante. Durant les premières semaines qui suivent les grands désordres des parties molles, il n'y a pas d'inconvénients à

(1) Paraîtra prochainement dans les *Mémoires de l'Académie de médecine.*

laver les plaies et à entraîner au loin les liquides qui les recouvrent, car le travail de réparation ne devient très actif et ne veut être respecté que lorsque l'élimination des parties mortifiées est entièrement accomplie. La durée de l'irrigation n'a rien de précis : je l'ai vue continuer en été pendant quinze, vingt et même vingt-huit jours de suite, et les malades s'en sont bien trouvés (Bicêtre, 1859, service de Després). En hiver, il faut surveiller de près les malades soumis à l'irrigation, et, dès que l'on observe des accidents du côté de la circulation et de la calorification locales, suspendre l'action continue du liquide. Mais si les dangers dont on accuse l'irrigation continue ne se sont pas manifestés dans nos observations, il n'en est pas de même de la cessation trop brusque de cette méthode de pansement. Nous avons cité des cas dans notre mémoire où il avait été nécessaire de ménager la transition par des applications de compresses plusieurs fois trempées dans l'eau froide dans le courant de la journée.

Les tissus spongieux, tels que le *lint* anglais et les cartons spongifères, sont préférables aux compresses de linge, parce qu'ils se dessèchent plus difficilement. Ces mêmes produits ont encore l'avantage de ne jamais servir à deux malades différents, attendu que leur peu de valeur permet de les détruire dès qu'ils sont souillés, circonstance dont il importe de tenir compte dans l'hygiène des hôpitaux.

Les lotions et les injections remplacent l'irrigation continue quand il n'est pas indiqué d'obtenir activement un effet antiphlogistique. Le lavage des plaies n'est pas accepté par tous les chirurgiens. Philippe Boyer le rejetait formellement : il se contentait d'essuyer avec soin. Il disait que ce *décapage* favorise l'absorption des principes infectants. Ces craintes seraient légitimes si, après avoir dépouillé les surfaces absorbantes de leur enduit plastique, on négligeait trop longtemps de répéter la même opération.

Persuadé que les lavages fréquents *préparent* la cicatrisation (c'est, du reste, le seul mode de pansement que la nature met avec succès à la disposition des animaux), je les emploie tant qu'elle n'est pas *imminente*. Dès que la suppuration devient rare, que la lymphe plastique *perle* à la surface, je les remplace par les pansements rares ou par l'occlusion.

Afin de pouvoir profiter des avantages que donne l'*entraînement* des produits morbides, j'ai essayé d'amoindrir les chances de résorption putride en ne lavant les plaies qu'avec des liquides froids ou légèrement astringents et antiseptiques. Les liquides alcoolisés et chlorurés sont ceux qui m'ont paru remplir le mieux toutes ces indications. Les tubes à drainage, pouvant servir à faire des injections dans les foyers profonds, sont d'excellents moyens pour *entraîner* les liquides pathologiques loin des surfaces absorbantes. (Chassaignac.)

Les cataplasmes souvent renouvelés produisent à la fois les effets des lotions, des fomentations et des bains locaux : ils rendent des services principalement dans les complications inflammatoires; mais il faut éviter l'abus de ces émollients quand les plaies manquent de réaction et qu'elles ont de la tendance à subir l'exfoliation gangréneuse. Ils ne servent alors qu'à favoriser la décomposition putride et l'absorption des principes septiques. C'est pour ne pas avoir tenu compte de ces nuances qu'à différentes époques le cataplasme a été tour à tour exalté (Pallatus) et discrédité (Liston).

Les bains généraux sont d'excellents moyens de désinfection par entraînement. De plus, ils activent les fonctions de la peau, dont on ne se préoccupe pas suffisamment dans le pansement des plaies. Et pourtant, qui n'a pas constaté l'influence d'un simple bain sur la marche de la cicatrisation chez des blessés dont les plaies étaient depuis longtemps stationnaires? Il suffit quelquefois de débarrasser la région où l'on applique le pansement de l'épaisse couche de topiques qui obstrue les pores du tégument pour voir le liséré cicatriciel se décider à circonscrire rapidement la surface dénudée. J'ai vu les bains d'amidon réussir dans le traitement de vastes brûlures, avec destruction du corps papillaire, c'est-à-dire dans ces cas si rebelles où l'on observe chaque jour une prolifération excessive de gros bourgeons charnus qui n'arrivent jamais au degré d'une organisation durable.

Parmi les désinfectants physiques qui agissent par *absorption* se trouvent les poudres et les *carbonifères*.

Les poudres absorbent l'eau des produits morbides et retardent ainsi leur décomposition. Tout le monde connaît la fréquence de leur usage dans le traitement des dermatoses sécrétantes. Les poudres d'amidon, de vieux bois, de coaltar, etc., servent à la fois de topiques et de moyens de désinfection dans le pemphigus, l'eczéma, etc.

Quant aux plaies ordinaires, nous avons vu M. Guersant employer avec beaucoup de succès, à l'hôpital des Enfants malades, la poudre d'amidon, tantôt seule, tantôt associée au tannin et au quinquina, dans le traitement des brûlures du deuxième et du troisième degré. La poudre d'amidon seule, étant inerte, protége les surfaces douloureuses et forme, en absorbant les liquides, une pâte émolliente qui sert en même temps de cataplasme. Les *carbonifères*, surtout sous la forme de charpie, ont l'immense avantage d'absorber les gaz aussi bien que les liquides; par leurs propriétés antiseptiques, ils s'opposent à l'infection du malade par sa propre suppuration; ils préviennent la viciation de l'*air* quand le pansement ne peut pas être renouvelé assez souvent pour que l'on songe à la désinfection par *entraînement*.

Avant d'aller plus loin, qu'il me soit permis de dire que je me range à l'opinion de ceux qui considèrent la surface interne de l'utérus des femmes en couches comme une plaie superficielle pouvant absorber les liquides qui la baignent.

L'essentialité de la fièvre puerpérale ne saurait être établie ni par l'épidémicité ni par la contagion, attendu que ces deux formes de propagation du mal s'observent pour toutes les complications chirurgicales. Si la rapidité d'extension des phénomènes d'intoxication frappe davantage chez cette catégorie de blessés, c'est qu'ils ont subi pendant la gestation des changements organiques qui les prédisposent non-seulement à mieux recevoir la *fermentation morbide* (1), mais à ce que les déterminations inflammatoires se terminent promptement par la suppuration (Béhier). Est-ce que toutes les grandes secousses de l'économie ne prédisposent pas les blessures à suppurer et à prendre les infections miasmatiques? Le surmenage sous toutes ses formes modifie si profondément la matière organisée et vivante que les signes de décomposition apparaissent, en quelque sorte, chez les animaux surmenés avec la dernière preuve de la vie.

Lorsque les accidents d'infection se révèlent avant la formation du pus, doit-on profiter de ces cas pour soutenir l'essentialité et rejeter la simple infection putride? Mais le sang, mais toute matière animale qui n'est plus en puissance de la vie subissent, dans un très court espace

(1) Nous n'employons cette expression de Liebig que pour exprimer un mode rapide de propagation d'un phénomène catalytique. Nous n'y ajoutons pas plus d'importance que cela, et nous la préférons au parasitisme organique de Henle, qui réveille une idée trop exclusive.

de temps, *des changements de proportion dans leurs éléments* (Dubois, d'Amiens) qui les rendent dangereux pour l'organisme avec lequel ces matières se mettent en contact. Bien plus, pour que les matières mortes exercent une action infectante sur les matières vivantes, elles ne doivent pas avoir perdu tout caractère d'organisation. La gravité des piqûres anatomiques pendant les autopsies, leur peu de gravité relative dans les cabinets de dissection sont une preuve incontestable de la justesse de cette affirmation.

En temps d'épidémie, nous constatons une circonstance particulière, le transport n'importe par quelle voie (l'air ou la main de l'accoucheur) d'une femme infectée sur une femme prédisposée, de corpuscules organiques ayant déjà subi le changement *moléculaire malin.* Ces corpuscules ou miasmes ont la propriété de provoquer la même forme de décomposition putride dans l'intimité des molécules des substances animales solides ou liquides appliquées sur les surfaces absorbantes; peut-être aussi les corpuscules étrangers infectent-ils directement quand leur dose est assez forte et l'organisme *très prédisposé.* Quoi qu'il en soit, tout se passe comme dans une véritable fermentation liée à des influences locales, car il a suffi de congédier les malades pour couper court aux épidémies les plus meurtrières. Si cette théorie est erronée, elle est du moins conforme à la pratique de nos accoucheurs les plus distingués (Dubois, Depaul, Pajot, Tarnier, Charrier). En temps d'épidémie, ils agissent comme les partisans du miasme propagateur, ils font de la *prophylaxie par l'hygiène,* ils désinfectent par *entraînement* à l'aide d'injections (1), ils commandent la

(1) Nous ferons remarquer que ces injections demandent, pour être efficaces, une habitude de les faire que n'ont certes pas les personnes auxquelles on les confie le plus souvent. J'ai, pour mon compte, fait un assez grand nombre de

propreté et la ventilation; finalement, dans les hôpitaux, on congédie les malades.

Malheureusement cette pratique si sage n'est bien mise en activité que lorsque le miasme est en pleine possession du milieu. En temps ordinaire on y pense peu, grâce à la fatale idée de l'essentialité. Pourquoi s'armer contre un ennemi insaisissable, contre une abstraction morbide?

Je ne dirai qu'un mot des *désinfectants chimiques*, car ils ne se rattachent qu'indirectement au sujet que je traite. J'ai dit, dans mon mémoire, que je donne la préférence aux chlorures et à l'iode quand il est nécessaire de *neutraliser chimiquement* les émanations des plaies; que lorsque ces matières désinfectantes sont assez concentrées pour agir chimiquement sur les autres principes fétides, ils ont aussi une action modificatrice sur les plaies.

Dans les cas où il est indiqué de désinfecter chimiquement sans toucher à la surface suppurante, comme dans les cancers, par exemple, j'ai imaginé d'établir au-dessus d'un pansement simple, fait avec la glycérine pure plutôt qu'avec le cérat, une atmosphère désinfectante. Cette atmosphère se compose tantôt de gâteaux de charpie trempés d'abord dans une solution concentrée de chlorure de chaux ou de soude, puis exprimés et appliqués sur le premier pansement protecteur de la plaie; tantôt de sachets de ouate contenant dans son épaisseur une couche

ces lavages, et je sais lés difficultés qu'il faut vaincre pour déterger les organes malades convenablement et sans danger. J'ai été assez heureux pour faire cesser des accidents graves par ces soins de propreté. Chez une malade de l'hôpital, chez laquelle s'étaient déclarés depuis vingt-quatre heures les accidents de la fièvre dite puerpérale, et sur le ventre de laquelle on venait d'appliquer vingt-cinq sangsues, je fis sortir, en pratiquant une injection, un fragment du placenta, que j'avais pour ainsi dire diagnostiqué à l'odeur. Quelques heures après les accidents s'amendèrent, et cette femme échappa à une mort presque assurée. (*Note de l'hôpital Saint-Louis*, 1861.)

de chlorure de chaux solide. L'humidité de la plaie ramollit peu à peu le chlorure, et les vapeurs de chlore qui se dégagent assainissent l'air ambiant. Cette méthode devrait être généralement appliquée dans les ambulances de l'armée, surtout lorsque, en temps de guerre, on ne peut renouveler les pansements que tous les trois ou quatre jours. Les sachets carbonifères absorbent également les émanations fétides venant de la plaie. Pour associer les absorbants et les désinfectants chimiques, il suffit de mêler une quantité variable de chlorure de chaux à la charpie carbonifère du sachet. Par cette combinaison, on parvient à désinfecter les cancers les plus repoussants sans qu'il soit nécessaire de faire plus d'un pansement en vingt-quatre heures. La désinfection par l'acide carbonique, suivant la méthode de MM. Demarquay et Lecomte, est un moyen trop peu pratique pour que nous insistions sur ses effets et son mode d'application.

Lorsque les plaies ont subi la dégénérescence ulcéreuse, la cicatrisation ne peut être obtenue qu'en modifiant la vitalité de leur surface. L'histologie des bourgeons charnus des plaies ordinaires *cicatrisables*, et des plaies ulcéreuses qui ne le sont pas, rend parfaitement compte de ce qui se passe. En effet, les éléments anatomiques des bourgeons charnus des premières sont des cellules fibro-plastiques régulières, nettement contournées; elles rappellent par leur développement les différentes phases de l'évolution embryonnaire, et sont séparées les unes des autres par des corpuscules de lymphe avec peu de granulations amorphes. Les capillaires qui alimentent ces néoplasies sont assez régulièrement calibrés. Les bourgeons charnus des plaies ulcéreuses, au contraire (je prends pour type les ulcères calleux des jambes), nous offrent les mêmes cellules en voie de régression adipeuse. Elles sont mal contournées, granuleuses, séparées par des amas de granulations amorphes, au milieu desquelles serpentent des capillaires sanguins très mal calibrés.

De tels éléments anatomiques ne peuvent atteindre même l'organisation cicatricielle. Pour que ces ulcères guérissent, il faut que la surface dégénérée se débarrasse peu à peu des éléments altérés par leur élimination spontanée, ou que le chirurgien intervienne par le fer ou les caustiques, afin de placer le travail réparateur dans de meilleures conditions. Le chirurgien doit encore intervenir pour enlever les corps étrangers qui retardent la guérison ; son rôle, en un mot, est de ne rien négliger pour que les malades soient exposés le moins longtemps possible aux dangers d'une suppuration quelconque. Il n'y a de contre-indication à l'usage des *désinfectants par modification de la vitalité* que dans le cas où la *plaie ulcéreuse* est directement sous la dépendance d'un état général, qu'il faut modifier d'abord par un traitement interne (scrofule, syphilis).

« Lorsque les traitements généraux ont été mis en usage pendant un espace de temps assez long pour produire tous leurs effets sur l'affection locale, pour compléter la guérison il faut cautériser. Les plaies, les ulcérations chroniques s'habituent, au bout d'un certain temps, à vivre pour ainsi dire d'une vie morbide : aussi ces tissus malades ne sortent-ils de cet état que par l'application locale d'agents modificateurs qui en changent la vitalité. » (Clinique de M. Devergie, in *Gaz. des hôp.*, 1861.)

Suffit-il pour prévenir les complications qui compromettent si souvent la vie des blessés et des opérés de faire les pansements et d'observer la diététique d'après les préceptes les plus rigoureux de l'hygiène ? Certainement non. Tous ces soins seront débordés par l'infection, si l'on ne parvient pas à prévenir autour des malades la formation de l'*atmosphère nosocomiale*.

Les miasmes ne viennent pas seulement des plaies; l'exhalation pulmonaire et cutanée, toutes les circonstances qui accompagnent l'encombrement sont autant de sources d'émanations dangereuses, dont il faut diminuer les fâcheux effets, en donnant aux salles des malades un cubage d'air suffisant et en établissant des systèmes de ventilation convenables.

L'importance de cette question a été confirmée par les diverses communications faites à l'Académie de médecine, lors de la discussion sur l'hygiène des hôpitaux, soulevée à propos du mémorable rapport de M. le professeur Gosselin sur un mémoire de M. Lefort.

Les hommes les plus compétents qui prirent part à la discussion, MM. Malgaigne, Devergie, Larrey, d'une part, MM. Renault et Bouley de l'autre, établirent par des faits que l'agglomération des hommes et des animaux mêle à l'atmosphère ambiante des émanations capables de créer des maladies, et de faire naître chez les malades qui suppurent des complications graves.

On convient en général que certaines opérations de premier ordre échouent plus souvent que ne le comporte leur gravité intrinsèque, lorsqu'on les pratique au milieu des grands centres de population. Instruits par l'expérience, les chirurgiens ne pratiquent plus l'opération césarienne ni l'ovariotomie dans nos hôpitaux. Puisque ces opérations réussissent ailleurs, il faut bien rapporter la cause des succès et des insuccès à l'influence des *circumfusa*.

L'idée de l'influence miasmatique ou nosocomiale est si bien passée dans la pratique de l'hygiène chirurgicale, qu'elle est actuellement l'objet de sérieuses préoccupations. Nous avons entendu plusieurs fois M. Richet expliquer les propagations des épidémies d'érysipèles par des corpuscules flottants ou miasmes, transportés d'un malade à un autre.

Ne voit-on pas chaque jour M. le professeur Gosselin se préoccuper surtout de la ventilation régulière des salles de son service? A défaut d'autres systèmes, il fait autant que possible renouveler l'air des salles, en prescrivant d'ouvrir les fenêtres dans le jour, ainsi qu'on doit le faire en hygiène privée pour changer l'air des appartements. Le but que M. Gosselin se propose est celui de chasser, autant que faire se peut, les corpuscules organiques qui flottent en quantité variable dans l'air des salles où sont réunis un certain nombre de personnes. Nous ne doutons pas que l'observance scrupuleuse de ce précepte très important de l'hygiène, ne soit appelée à manifester plus tard ses bons effets par les chiffres des statistiques comparées.

J'ai fait connaître en 1862 (*Gaz. des hôp.*, n°s 17 et 32) le résultat de mes recherches, sur la composition de l'air de quelques salles d'hôpitaux et sur les diverses sources d'infection. J'ai constaté, comme je le disais alors, que l'atmosphère nosocomiale n'est pas un mot vide de sens. Elle est caractérisée, surtout d'après les recherches de M. Reveil, de M. Eiselt (de Prague), par la présence, non-seulement de gaz, mais de corpuscules flottants d'*origine animale*, qu'il est permis de considérer comme les agents de la contagion dans les épidémies, soit *médicales*, soit *chirurgicales*.

Pour prévenir autant que possible la formation de cette *atmosphère*, nous avons conseillé, outre la pratique des pansements bien faits, d'éviter l'encombrement, d'établir des salles de *rechange* dans les hôpitaux, afin que l'on puisse blanchir et laisser reposer successivement toutes les pièces de chaque établissement destiné à des malades;

d'avoir des fosses mobiles pour les lieux d'aisances; de chauffer par le moyen de cheminées ou de vastes calorifères en maçonnerie, capables de ventiler en même temps les couches inférieures de l'atmosphère, tandis que les couches supérieures seraient renouvelées par *éclusées* entre deux fenêtres de ventilation placées de face et le plus haut possible, aux deux extrémités de salles rectangulaires qui n'auraient pas plus de vingt lits chacune. Dans les divers systèmes de ventilation, il nous a semblé que l'on n'avait pas assez tenu compte de ce fait, « que les corpuscules organiques qui corrompent l'air n'existent pas à l'état de solution exacte ou de combinaison, mais à l'état de mélange irrégulier et de *corps flottants* », d'où il résulte que pour renouveler l'air vicié dans un espace clos, il ne suffit pas d'y faire entrer une quantité d'air déterminée et d'en faire sortir autant, il faut, nous le répétons, ventiler par *éclusées* et graduellement pour ne pas trop abaisser la température, ainsi que cela est à craindre, quand la ventilation est faite par les croisées ouvertes à hauteur de lit.

Mais tout ce qui est bon en théorie ne peut pas être exigé de l'administration. Elle ne peut pas changer les dispositions générales de ses établissements, elle est obligée de faire pour le mieux, et depuis la discussion académique elle a fait preuve d'une active sollicitude pour les malades par les travaux d'hygiène qu'elle a fait exécuter dans plusieurs hôpitaux.

Je suis obligé de m'en tenir à ces quelques observations sur l'influence de l'hygiène. Je ne prétends pas avoir fait du nouveau : ces doctrines, qui peuvent étonner certains esprits, sont en définitive implicitement contenues dans nos livres classiques : nos meilleurs esprits parlent du miasme quand il s'agit de contagion, d'épidémie, comme d'un élément matériel, pondérable, pouvant être disséminé ou rester confiné, suivant les vicissitudes atmosphériques. — A ceux qui ne sont pas satisfaits de nos interprétations, nous disons avec Liebig : « Les explications satisfont l'esprit, et l'*erreur* (c'est-à-dire l'*hypothèse*) tenue pour vraie procure le repos à son activité, tout aussi bien que le ferait la vérité elle-même (1). »

CONCLUSIONS.

Les diathèses, les maladies constitutionnelles, toutes les dégénérescences en un mot, sont l'œuvre des vices de notre hygiène. — La prédisposition à contracter les maladies aiguës est le premier réactif qui décèle le commencement des *perversions organiques :* la cause prochaine de toutes les maladies aiguës vient du dehors, d'où nous en concluons qu'elles ont toutes une prophylaxie qu'il appartient à l'hygiène de manifester.

Le traitement des plaies est essentiellement hygiénique. Il ne tient à la médecine que par quelques agents d'apparence spécifique dans le traitement des plaies diathésiques et à la chirurgie proprement dite que par les moyens destinés à modifier les surfaces incapables de subir l'évolution naturelle de la cicatrisation. Les succès (en tant qu'ils regardent la conservation de la vie), dépendent moins des méthodes opératoires que des soins hygiéniques préparatoires et consécutifs. — Les insuccès nous paraissent entièrement appartenir à la négligence de ces moyens ou à l'*impossibilité* de remplir toutes les indications que prescrit l'hygiène. Ici encore tout est extérieur ; la mauvaise constitution elle-même n'est que le résultat d'anciennes influences venues du dehors.

(1) Justus Liebig, *Lettres sur la chimie*, 1845, p. 23.

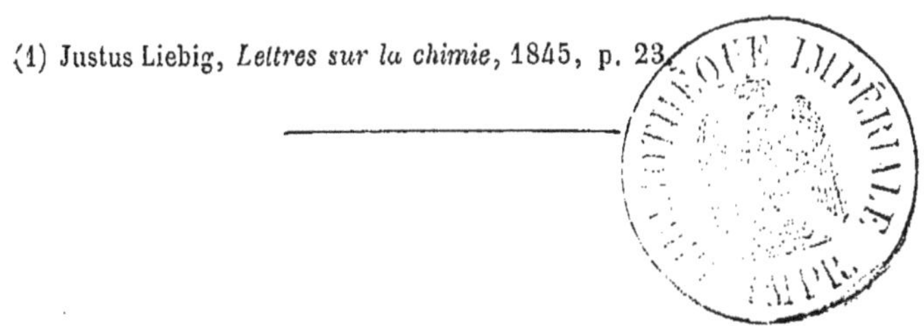

www.ingramcontent.com/pod-product-compliance
Ingram Content Group UK Ltd.
Pitfield, Milton Keynes, MK11 3LW, UK
UKHW021530260726
13993UKWH00004B/1908

9 782329 159508